L'ASTHME

AUX

EAUX-BONNES

PAR

M LE Dr PIDOUX

Médecin inspecteur des Eaux-Bonnes

EXTRAIT DU *JOURNAL DE THÉRAPEUTIQUE*

PARIS

G. MASSON, ÉDITEUR,

LIBRAIRE DE L'ACADÉMIE DE MÉDECINE

Place de l'École-de-Médecine, 17.

1874

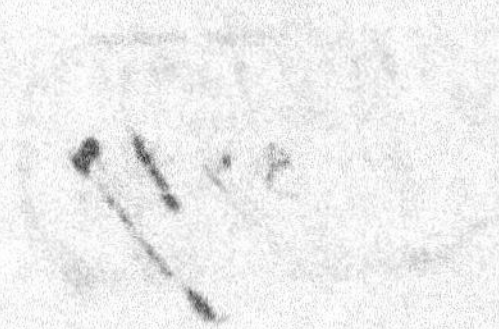

L'ASTHME

AUX

EAUX-BONNES

§ I. — UNITÉ ET VARIÉTÉS DE L'ASTHME.

Comme la phthisie, l'asthme est un. C'est une maladie chronique primitive, ou une espèce nosologique.

Cependant, comme toute unité nosologique, l'asthme a des variétés. Celles-ci sont données par la prédominance relative d'un ou de plusieurs des éléments dont cette maladie est composée.

Ces éléments sont au nombre de trois : 1° un élément catarrhal, état morbide particulier de la membrane de rapport ou de la membrane muqueuse des bronches ; 2° un élément spasmodique, état morbide particulier de la fibre musculaire et de l'espèce de contractilité propre aux bronches, et peut-être aux alvéoles du poumon ; 3° un élément organique manifesté par l'empyhsème, véritable anévrysme du poumon qui suppose une altération particulière de la trame fondamentale des bronches capillaires et des lobules pulmonaires. Cette trame est formée par le tissu jaune élastique de ces parties,

Ces trois éléments représentent par leur réunion et leurs rapports l'appareil respiratoire tout entier. Je ne parle pas des vaisseaux et des nerfs qui nourrissent et animent le squelette pulmonaire, sa membrane muqueuse et sa tunique musculeuse.

La prédominance de l'élément catarrhal ou muqueux donne lieu à l'asthme humide ; celle de l'élément contractile ou spasmodique produit l'asthme sec ou nerveux. Lorsque l'élément organique ou anévrysmatique l'emporte notablement, le malade est poussif ou emphysémateux. Ces trois éléments sont nécessaires à la constitution de tout asthme, quelle que soit la prédominance caractéristique de l'un d'eux, ou l'activité plus faible et subordonnée des autres. Leur proportion à peu près égale forme l'asthme le plus commun, l'asthme vulgaire.

Il est sous-entendu que je ne parle en ce moment que de l'asthme effectif, de l'asthme en action. Les causes générales et profondes de l'asthme, les diathèses qui se manifestent sous cette forme de dyspnée, n'entrent pas encore dans l'analyse que j'essaye en ce moment.

Cette dyspnée spéciale, à quelque variété qu'elle appartienne, débute toujours, quoi qu'on en ait dit, par la membrane muqueuse des bronches, au moyen de laquelle l'appareil respiratoire communique immédiatement avec l'atmosphère. Cette membrane est, en effet, le siége du sens respiratoire.

II. — PROCESSUS ET MÉCANISME DE L'ASTHME. — ERREURS DE LA PATHOLOGIE EXPÉRIMENTALE.

Le premier acte de la respiration consiste dans la sensation d'un besoin tout spécial sur la nature duquel personne ne se trompe. Ce sentiment porte instinctivement et irrésistiblement l'appareil respiratoire interne — vésicules et petites bronches afférentes — à se dilater par un mouvement d'expansion propre, intime, primitif, tout spontané. Loin que les mouvements de l'appareil respirateur externe ou des muscles destinés à agrandir en tous sens la cavité thoracique aient, comme on l'a dit, l'initiative de l'acte respiratoire, ces muscles sont, au contraire, entraînés synergiquement et en vertu d'une action réflexe, à combiner leur effort avec ceux des fibres lisses qui entourent les bronches profondes et les groupes d'alvéoles qui forment les lobules pulmonaires. Les muscles que Bichat nommait les puissances mécaniques de la respiration, ne commencent ni ne finissent donc l'acte complet de la respiration : ils n'en sont que les organes externes et auxiliaires.

Quand la pathologie expérimentale croit donner une idée du mécanisme de l'asthme en coupant le nerf pneumo-gastrique et en irritant le bout céphalique de ce nerf, de manière à exciter des actions réflexes qui déterminent des contractions convulsives et tétaniformes du diaphragme et des autres muscles respirateurs externes, elle n'arrive qu'à contrefaire grossièrement la forme extérieure de l'asthme, à en donner la mimique. L'essentiel, l'intime de l'accès lui manquent, savoir : l'irritation consensuelle des membranes muqueuse et musculeuse des petites bronches et des alvéoles des poumons. Cet asthme, que la pathologie expérimentale veut imiter, elle le simulerait bien mieux et plus analogue à l'asthme clinique, en faisant inspirer aux animaux des poussières irritantes très-ténues, ou plutôt encore des vapeurs, qui, comme celle du chlore, des acides nitrique et chlorhydrique, font entrer très-vivement en convulsion les fibres musculaires des bronches, et secondairement, ou par synergie réflexe, les puissances externes de la respiration. Tout autre processus n'est, je le répète, qu'une fausse apparence, une sorte de parodie de l'asthme. C'est toujours ce que fait la pathologie expérimentale. Elle se contente de reproduire quelques phénomènes, surtout les plus pittoresques, et c'est d'après ces contrefaçons qu'elle se fait une idée de la maladie, dont le caractère essentiel est pourtant la spontanéité, ou l'intussusception morbide. Que serait l'asthme sans l'affection constitutionnelle et souvent héréditaire dont il est une détermination spéciale? Rien : il n'existerait pas. Un accès de dyspnée spasmodique provoqué par une émotion, une pression atmosphérique subitement trop forte ou trop faible, l'inspiration d'une vapeur suffocante, etc.; cet accès n'est pas l'asthme.

Ce qui caractérise cette maladie, indépendamment de ses symptômes, c'est sa chronicité, je veux dire son intimité organique, qui fait son opiniâtreté à se reproduire plus ou moins périodiquement ; par conséquent, l'immanence de sa cause interne et profonde, malgré la disparition complète de ses symptômes. Cette disparition complète n'est pas rare chez les asthmatiques dont les poumons sont encore exempts de l'altération particulière des fibres musculaires bronchiques et du tissu des alvéoles qui constitue l'emphysème pulmonaire.

Quelques considérations sont indispensables ici sur le commencement et la fin de l'accès d'asthme, ses caractères initiaux et ses altérations ultimes, sur le processus, enfin, qui rattache les uns aux autres.

§ III. — L'AFFECTION DÉBUTE TOUJOURS PAR LA MEMBRANE MUQUEUSE BRONCHIQUE. LES FIBRES MUSCULAIRES OU DE REISEISSEN, ET LA TRAME DE TISSU JAUNE ÉLASTIQUE, SONT AUSSITÔT ENTRAÎNÉS ET COMPLÈTENT LA DYSPNÉE SPÉCIALE. C'EST L'ACCÈS D'ASTHME.

Ce qui frappe d'abord chez l'asthmatique, c'est l'hyperesthésie spéciale de la membrane muqueuse de ses bronches et des alvéoles de son poumon, ou du sens respiratoire. Cette sensibilité et la contractilité particulière qui lui est intimement unie sont d'une susceptibilité excessive. Le poumon de l'asthmatique apprécie des qualités de l'atmosphère ou de certains gaz que des poumons ordinaires sont incapables de percevoir.

Il éprouve de certains milieux et de quelques états barométriques des influences insupportables, qui le constituent vis-à-vis de ces milieux, dans une situation de véritable aérophobie.

Dès qu'il est placé sous ces influences inoffensives pour des poumons normaux, la contractilité liée à son hyperesthésie bronchique entre aussitôt en spasme expirateur forcé. Le second temps de la respiration est long, convulsif, comme tétanique. Cette convulsion respiratrice, que van Helmont appelait le tétanos du poumon, épuise quelquefois tout le resserrement possible des vésicules et des bronches; elle épuise surtout le retour de la cavité thoracique sur elle-même. Les parois de cette cavité suivent aussi loin que possible les poumons dans leur contraction et leur retrait. On dirait qu'un courant électrique puissant et continu agit sur les fibres musculaires lisses du chevelu des bronches et sur les groupes d'alvéoles où se terminent ces radicules de l'arbre respiratoire.

Les poumons se dilatent alors par un effort brusque et bref, suivi d'un effort expirateur tonique, forcé, strident. L'inspiration auscultée est comme aphone. L'expiration produit un véritable bruit de tempête, des sifflements secs, pressés, aigus, convulsifs, prolongés, qui semblent continuer, alors que les parois de la poitrine sont déjà immobiles et ne semblent plus capables de se resserrer encore. La congestion veineuse des poumons s'ajoute au spasme pour rétrécir les espaces bronchiques et alvéolaires. L'asphyxie semble dominante; et pourtant, cet effort tétanique et l'anhématosie qui l'accompagne, peuvent durer très-longtemps sans que jamais l'asphyxie soit grave et réellement menaçante. Il est permis de croire que la même durée, et, si je peux ainsi dire, la même quantité de conditions d'asphyxie serait fatale si le poumon ne se trouvait pas alors affecté d'une pure excitation nerveuse qui le soutient et imprime un ton extraordinaire à ses propriétés respiratoires et hématosiques, malgré l'insuffisance de sa capacité physique.

C'est ainsi qu'on voit, chez certaines hystériques, la nutrition se maintenir toniquement ou par la fixité des échanges d'assimilation et de désassimilation, malgré une abstinence extraordinairement prolongée que, dans l'état de santé, l'économie ne supporterait pas sans le marasme de l'inanition.

Au plus fort de l'accès, chez certains asthmatiques, la poitrine reste comme immobile. On dirait qu'il n'y a plus ni inspiration ni expiration possibles. Il y a alors véritablement tétanos de la poitrine intùs et extrà. La fibre musculaire bronchique et sa doublure de tissu élastique sont comme la main de Milon de Crotone crampée sur la grenade.

§ IV. — LA FIN DE L'ACCÈS COMMENCE AUSSI PAR LA MEMBRANE MUQUEUSE DES BRONCHES.

Pendant cette crise convulsive, quelquefois très-longue, il est intéressant d'étudier l'état de la membrane muqueuse. Indépendamment de l'état d'hyperesthésie respiratoire qui est l'acte initial de l'accès d'asthme, elle est remarquablement affectée dans ses éléments sécréteurs. Sa fonction mucipare est d'abord nulle. Elle est congestionnée, mais son irritation est sèche, car tout asthme s'accompagne d'une bronchite capillaire chronique. C'est même par là qu'il débute. On dirait qu'alors il y a tension extrême et spasme tonique simultanés et consensuels des organes sécréteurs et des fibres musculaires, aussi bien que du tissu élastique qui double la membrane muqueuse. La solution et la fin de l'accès ne sont autre chose que la détente et la résolution de ce double état tonique. Alors, l'expectoration tarie s'opère, et les mucosités épaisses, globuleuses ou vermicelliformes, que rejette péniblement le malade, sont un effet critique bien plutôt qu'une cause mécanique de l'amendement de l'accès. Certains malades sont soulagés bien avant l'expectoration de ces prétendus bouchons ; d'autres n'en expulsent, et n'en ont jamais expulsé, malgré la résolution complète de l'accès.

Je l'ai dit, dans des leçons sur l'asthme faites en 1855, à l'hôpital Lariboisière : la présence des mucosités compactes dans les fines bronches n'est pas plus la cause de cette forme de dyspnée qu'on appelle l'asthme, que la présence des mucosités visqueuses et sanglantes dans le gros intestin n'est la cause de la dyssenterie ou du ténesme qui en est le symptôme caractéristique. Il s'ensuit que l'évacuation de ces mucosités, qui suit le ténesme bronchique et le ténesme rectal, n'est pas davantage la cause de la solution de ces deux espèces de spasme.

§ V. — RÔLE DE LA MEMBRANE MUSCULEUSE ET DU TISSU ÉLASTIQUE.

Que deviennent la fibre musculaire et le tissu élastique des bronches chez les individus qui sont depuis longtemps travaillés et fatigués par l'asthme ? Ces tissus se fatiguent, en effet, et perdent leur ressort vital. Les canaux déliés et les petites cavités dont ils constituent les parois se relâchent et se paralysent plus ou moins. Ces dilatations, avec épaississement des parois d'abord (?), avec amincissement et atrophie plus tard, puis souvent, rupture des vésicules et infiltrations intervésiculaires, constituent l'emphysème pulmonaire, véritable anévrysme des poumons. Il est aux vésicules qui constituent le fond de cet organe, et aux bronches capillaires afférentes, ce que la bronchiéctasie ou dilatation des bronches est à des canaux aérifères d'un volume plus considérable. Il y a, dans les deux cas, une altération des tissus élastique et contractile des bronches qui entraîne leur semi-paralysie, puis une sorte d'anévrysme des alvéoles, d'un'côté, et des bronches de l'autre.

L'emphysème pulmonaire accompagne aussi bien l'asthme humide ou catarrhal que l'asthme sec ou nerveux.

Une question importante se présente ici, qui se rattache à un principe non moins difficile et important d'anatomie pathologique générale.

§ VI. — NATURE DE L'EMPHYSÈME ENVISAGÉ SURTOUT AU POINT DE VUE DU TRAITEMENT.

L'emphysème pulmonaire, tel que je viens de l'esquisser, n'est-il qu'un effet mécanique des efforts expirateurs de l'accès, comme on le voit se produire chez les enfants dans le croup, ou chez quelques adultes soumis à l'obligation de souffler habituellement dans de certains instruments? C'est l'opinion générale : je ne crois pas devoir la partager. Je pense que l'emphysème pulmonaire, considéré comme élément morbide, fait partie essentielle de l'asthme, qu'il est une de ses parties constitutives, et non un de ses effets mécaniques et fortuits.

L'emphysème existe virtuellement, ou dans son principe et sa force, dans l'asthme naissant, c'est-à-dire avant qu'on puisse voir en lui un effet mécanique des accès répétés. Chez l'asthmatique, le tissu des alvéoles et des bronches capillaires afférentes est tout à la fois faible et irritable. Tout spasme suppose ces deux conditions avec prédominance plus ou moins prononcée de l'une ou de l'autre. Le poumon de l'asthmatique est dans un état de tension et d'irritabilité qui sont en rapport avec la sensitivité excessive de sa membrane muqueuse. Le germe ou le principe de l'emphysème pulmonaire est là. C'est une affection primitive ou essentielle du poumon asthmatique, et non, je le répète, une dilatation accidentelle et purement physique comme celle d'une outre distendue par le vent. Je ne parle pas en ce moment d'une infiltration d'air par les vésicules déchirées, mais de l'asthme vésiculaire. Que l'action mécanique s'ajoute et devienne circonstance aggravante, je peux l'accorder, mais à titre accessoire et de complication. On en a la preuve quand on observe les différentes variétés d'asthme.

§. VII. — ASTHME SEC ET NERVEUX ; ASTHME HUMIDE OU CATARRHAL; ASTHME ORGANIQUE OU EMPHYSÈME PRIMITIF (ANÉVRYSME PULMONAIRE), *Pousse*, DISTINCTIONS NÉCESSAIRES A L'INTELLIGENCE DES INDICATIONS ET CONTRE-INDICATIONS DU TRAITEMENT DE L'ASTHME PAR L'EAU DE BONNES.

Il y a des asthmes secs et nerveux dans lesquels l'élément catarrhal et l'élément organique (emphysème) sont au *minimum*, et par conséquent subordonnés à l'élément nerveux qui les prime à ce point, que beaucoup considèrent cette forme de l'asthme comme une pure névrose. Dans aucune autre variété, la dyspnée, le spasme tétaniforme, les efforts convulsifs de l'expiration ne sont aussi violents. Cependant, cette forme n'est pas plus féconde en emphysème, elle l'est souvent moins que la forme organique de l'asthme, dans laquelle l'emphysème est tellement peu un effet mécanique d'un accès, qu'il est primitif, qu'il constitue alors la dominante de l'asthme et ne présente jamais les accès à convulsion expiratrice forcée qui caractérisent l'asthme sec ou même l'asthme humide. Qui ne sait, d'ailleurs, que certains enfants naissent poussifs ou emphysémateux? Ces variétés dépendent de la force ou de la faiblesse relatives des trois éléments anatomiques qui entrent en jeu dans des proportions diverses pour constituer l'asthme et caractériser ses formes sèche, catarrhale, ou emphysémateuse.

On voit un certain nombre d'asthmes anciens, de ceux surtout où les trois éléments coexistent à peu près également, qui sont compliqués d'un état anévrysmatique du ventricule droit du cœur sans lésion d'orifices ou de valvules. On appelle anévrysme cardiaco-pulmonaire cette coexistence de l'altération du ventricule droit du cœur avec l'asthme. Cette complication est généralement attribuée aux efforts continus du cœur droit pour opérer la circulation dans les poumons engoués par le catarrhe, l'emphysème, la stase veineuse et toutes les causes qui rendent difficile le retour du sang au cœur gauche.

Je ne nie pas l'influence de cette cause, mais je la crois secondaire, comme je crois que les efforts expirateurs ne sont pas la cause principale et unique de l'emphysème. Il me semble plus juste d'admettre que, dans l'anévrysme cardiaco-pulmonaire, l'affection, principe premier de l'asthme, s'est étendue au cœur du poumon qui est le cœur droit, et que ce cœur pulmonaire participe lui-même à l'asthme, c'est-à-dire à l'emphysème ou à l'anévrysme pulmonaire. Il est difficile de ne pas admettre cette extension pathologique et cette solidarité d'affection, quand on voit combien est rare l'anévrysme cardiaco-pulmonaire des asthmatiques, et à quel point il dévrait être fréquent, s'il n'était dû qu'à la cause mécanique qu'on invente pour l'expliquer. Dans cette hypothèse mécanique, l'hypertrophie du ventricule droit, loin d'être une circonstance aggravante, devrait être un bienfait. Je ne crois pas à ces hypertrophies providentielles dans les maladies du cœur, quelles qu'elles soient. A mes yeux, elles sont toutes primitivement pathologiques.

Ces remarques ont leur importance en pratique ; car si les maladies du cœur contre-indiquent en général notre médication thermale, celle dont je viens de parler fait exception.

§ VIII. — L'ASTHME EST-IL UNE NÉVROSE DANS L'ANCIEN SENS DU MOT ?

Les névroses conçues comme des maladies sans matière, c'est-à-dire sans lésion de structure, sans changement moléculaire, s'en vont. Leur règne est fini. La question n'est pas de savoir si les lésions qui les accompagnent sont spécifiques, et si l'autopsie permettrait toujours de reconstruire la maladie vivante ou les symptômes, — nous n'en sommes pas encore là ; — elle est de savoir si ces lésions sont liées à ces maladies et indiquent bien qu'une altération particulière des éléments organiques en est inséparable. Que ces altérations ne soient appréciables que lorsque la maladie qu'on nomme névrose a duré un temps plus ou moins long, cela prouve-t-il, comme je l'entends dire et répéter, qu'elles en sont les effets, c'est-à-dire les effets des congestions et des troubles nutritifs que ces fluxions produisent à la longue ? Mais ces fluxions, ces troubles trophiques, sécrétoires, etc., d'où viennent-ils eux-mêmes, sinon de l'affection première sous la dépendance de laquelle ils sont ? Ne sait-on pas que les diathèses se traduisent par des névroses aussi bien que par des phlegmasies et des productions organiques ? Il y a plus de trente ans que je le professe. On y vient aujourd'hui. Les aliénistes eux-mêmes commencent à reconnaître des folies arthritiques, herpétiques, etc.

Certaines névroses durent très-longtemps sans altérations organiques consécutives appréciables. Dans d'autres névroses, ces lésions apparaissent plus tôt, assez rapidement même. Qu'on étudie à cet égard les belles recherches de M. Charcot et de ses élèves sur les lésions si fréquentes du cerveau et de la moelle épinière surtout, dans ce qu'on regardait jusqu'à présent comme des névroses, c'est-à-dire, suivant la notion de Pinel, des lésions de la sensibilité, de l'intelligence et des mouvements, sans lésion de structure...

Pour moi, je pense depuis très-longtemps, et j'affirme aujourd'hui, que les indurations, les atrophies, les transformations fibreuses (scléroses), etc., sont les effets d'altérations spéciales qui existent d'une manière quelconque ou dans leurs conditions premières et embryonnairement, dès l'origine de ces névroses.

Ainsi en est-il des lésions de l'asthme, et particulièrement de l'emphysème, que je regarde en principe comme un de ses éléments essentiels, quelque faible qu'il soit dans certaines variétés de cette maladie, comparativement à l'importance et à la précocité qu'il a dans d'autres.

Ce coup d'œil rapide sur les névroses en général et sur l'asthme en particulier, m'amène au complément de ces considérations préliminaires, je veux dire aux principes intimes et constitutionnels de l'asthme, savoir, aux diathèses, dont il est une détermination locale particulière. Cette dernière notion complétera ce qu'on doit savoir de l'asthme avant d'aborder les méthodes et les agents thérapeutiques au moyen desquels la médecine peut essayer de le combattre.

§ IX. — L'ASTHME EST TOUJOURS CONSTITUTIONNEL OU DIATHÉSIQUE. — L'ARTHRITISME, L'HERPÉTISME SONT SES CAUSES INTIMES ET ESSENTIELLES LES PLUS COMMUNES.

C'est ici que la pathologie expérimentale échoue. On n'imite pas une diathèse, puisque son propre est de se former lentement et *latemment* en nous et de nous, souvent même, de nous venir toute faite de nos générateurs.

Qu'on ne dise pas que la pathologie expérimentale n'a pas à s'occuper de cela, et qu'on n'a rien à lui demander quand elle a reproduit l'asthme extérieur avec les symptômes de l'accès. Qu'est-ce qui fait la nature de l'asthme, sa chronicité, son opiniâtreté, ses récidives toujours menaçantes, son immanence entre les accès, et, par conséquent, les altérations incurables qu'il détermine dans les poumons, alors même qu'on n'observe plus d'accès proprement dits, si ce n'est la localisation sur le poumon, sur sa membrane de rapport et sur ses éléments de contractilité organique, d'un principe d'irritation constitutionnelle qui se manifeste dans tous les symptômes de la maladie et fait la maladie même ? Sans cela, que serait la maladie ? Y aurait-il même maladie ? Où sont les asthmes de cause purement externe ? Le chaud, le froid, le sec, l'humide sont-ils pour l'asthme autre chose que des occasions de paraître ? Sont-ils des conditions d'être et de se reproduire, comme cela se voit le plus souvent, sans cause extérieure appréciable ? Verrait-on dans un gaz irritant capable de produire sur les fines bronches et les alvéoles pulmonaires une impression suivie des symptômes de l'asthme, quelque chose de comparable à l'impression et à l'irritation qui naissent spontanément et par intussusception des modifications qu'une diathèse arthritique ou herpétique, état anormal de la nutrition, impriment à celle-ci et aux actions de sensibilité et de contractilité morbides qui en évoluent comme la sensibilité et la contractilité normales évoluent d'une nutrition saine ? Où sont la poussière et le gaz irritants qui excitent l'accès d'asthme clinique ?

Celui-ci n'est-il pas un produit, une impression, et pour tout dire, un symptôme de la saturation des tissus pulmonaires par le vice goutteux ou herpétique ? Existe-t-il quelque chose de plus essentiel, de plus engendré, de plus nous-même ? Le pronostic et la thérapie seraient trop simples et trop faciles s'il en était autrement.

Un accès d'asthme représente dans son genre ou dans l'organe pulmonaire une poussée herpétique à la peau, ou une irruption d'acide urique ou d'urates vers les reins. L'impressionnabilité excessive de la membrane muqueuse, la contractilité morbide féroce de la fibre musculaire sous-jacente, la toux, etc., sont une manière de réagir contre le stimulus arthritique ou herpétique. Ce stimulus est engendré de nous et constitutionnel. Accumulé latemment en nous, il tend à s'éliminer à de certains moments, et dans cet acte de prédominance sur les éléments sains, il fait des tissus qui lui sont livrés les tissus irritables et convulsés qu'on voit en action dans l'asthme. Il y a alors un véritable prurit des bronches et des alvéoles ; et la toux, le spasme, etc., peuvent être comparés, dans ce cas, à une sorte de gratterie des bronches herpétiques. C'est leur membrane muqueuse qui est le siége primitif de cette poussée, c'est-à-dire, que c'est par elle que le prurit convulsivant commence.

Le catarrhe dont elle est toujours plus ou moins affectée dans l'asthme en témoigne assez. Que l'expectoration soit presque nulle ou perlée comme dans le catarrhe non sécrétant qui représente les dermatoses sèches ; qu'elle soit transparente, visqueuse, albumineuse ou opaque et muco-purulente, comme dans l'asthme humide qui est l'analogue des dartres qui *jettent*, dans tous les cas, il n'y a pas d'asthme sans un certain degré de bronchite chronique.

C'est ce qu'il m'importe d'établir, dans l'intérêt des propositions thérapeutiques que je vais pouvoir énoncer.

Il n'est pas rare que les asthmatiques soient en même temps dyspeptiques, gastralgiques. La *névrose* respiratoire se retrouve dans les voies digestives. Elle présente dans les deux appareils autant d'analogies générales que de différences particulières ; car il est bien évident, que la diversité anatomique et fonctionnelle des deux appareils, introduit dans le groupe et le mode de processus des symptômes, des différences corrélatives.

L'estomac des asthmatiques est bizarre. Leur dyspepsie est le plus souvent flatulente, boulimique ou anorexique. Elle va aux extrêmes. — Il ne faut pas s'étonner de voir l'asthme si souvent compliqué de névroses des voies digestives. Le vice arthritique dégénéré, l'herpétisme *ab arthritide*, est la cause interne la plus commune de l'asthme et des dyspepsies, surtout des dyspepsies douloureuses. Mais il est vrai de dire, qu'on voit infiniment plus souvent les dyspepsies sans l'asthme que celui-ci sans névrose dyspeptique. Les dyspepsies ne sont d'ailleurs pas plus des névroses, selon l'ancien sens du mot, que l'asthme lui-même.

On ne tardera pas à voir que ces considérations préliminaires sur l'asthme, sa nature, son processus et ses complications, étaient indispensables avant d'entrer dans l'étude de la médication qui fait l'objet de ce mémoire.

X. — ACTION GÉNÉRALE ET LOCALISÉE DE L'EAU D'EAUX-BONNES. CETTE DOUBLE ACTION EST EN RAPPORT AVEC LES INDICATIONS QUE PRÉSENTENT CERTAINES VARIÉTÉS DE L'ASTHME.

L'eau minérale d'Eaux-Bonnes, eau sulfurée sodique et même calcique, contient aussi beaucoup de chlorure de sodium. Elle offre ainsi des conditions de pénétration intime dues à la combinaison du soufre avec la soude, et des conditions de fixité d'action dans la combinaison de ce même soufre avec la chaux. L'iode et le fer, le phosphore et le fluor que cette eau contient aussi, ne font sans doute qu'augmenter ses propriétés tout à la fois toniques et stimulantes.

Leur action, générale d'abord, se concentre et se localise très-promptement sur l'appareil respiratoire. C'est par l'immense surface de rapport et d'exhalation de la membrane muqueuse des bronches, etc., que le soufre est principalement éliminé de l'économie.

Les eaux d'Eaux-Bonnes ne peuvent donc pas manquer de stimuler et de modifier d'une manière assez vive la membrane muqueuse des voies aériennes. Les malades affectés de catarrhe bronchique qui prennent cette eau, en ressentent vite les effets sur la qualité des produits de ce catarrhe et sur le mode d'expectoration de ces produits. Les mucosités qui n'étaient pas opaques le deviennent rapidement. Elles sont en même temps plus abondantes et moins adhérentes. Les malades remarquent aussi que, si la mobilité plus grande des crachats tient sans doute à ce que, plus mûrs et plus abondants, ils se détachent plus facilement des surfaces qui les sécrètent, l'aisance plus grande avec laquelle ils les expulsent tient aussi à ce que l'énergie expectorante des bronches est augmentée par le ton et la contractilité accrus de leurs fibres musculaires propres.

Je ne m'occupe pas ici des autres effets physiologiques des Eaux-Bonnes sur le poumon, et, par exemple, des congestions sanguines qu'elles y déterminent, etc.; je ne veux parler que de l'influence stimulante qu'elles produisent sur la membrane muqueuse et ses sécrétions, ainsi que sur les muscles bronchiques et la tonicité des lobules.

La première de ces actions, celle qu'exerce notre eau minérale sur les sécrétions bronchiques, est connue de tout le monde. Bordeu l'a très-explicitement enseignée quand il a dit que les Eaux-Bonnes *portent à la poitrine,* et *qu'elles mûrissent les rhumes;* qu'elles résolvent les catarrhes chroniques en les amenant à une sorte d'état aigu, ou aux conditions d'un rhume.

Ce qu'on n'avait pas vu, ou tout au moins, ce qu'on n'avait ni énoncé, ni enseigné, c'est la seconde action, celle que j'ai signalée plus haut, savoir, l'énergie imprimée par l'eau de Bonnes à la contractilité pulmonaire.

Ce qui, en effet, distingue peut-être le mieux cette eau minérale des autres eaux sulfureuses, c'est, avec sa longue portée d'action, cette action stimulante et tonique qu'elle a sur la nervosité et la contractilité pulmonaires. Là est son cachet.

J'insisterai beaucoup sur cette propriété remarquable, parce qu'elle joue un grand rôle dans la cure de certaines variétés d'asthme.

§ XI. — DANS QUELLES VARIÉTÉS D'ASTHME LES EAUX DE BONNES SONT-ELLES INDIQUÉES ET CONTRE-INDIQUÉES ?

On peut d'après ce que je viens de dire, présumer à quelles variétés d'asthme s'applique plus particulièrement la médication thermale d'Eaux-Bonnes. C'est d'abord à l'asthme où domine l'élément catarrhal; c'est ensuite à l'asthme avec prédominance de l'élément organique ou de l'emphysème, surtout lorsque celui-ci est caractérisé par l'asthénie, l'atonie, ou ce qu'on appelle plus ou moins exactement, la paralysie des bronches capillaires et des lobules du poumon.

Au contraire, dans la variété d'asthme qu'on appelle sec ou nerveux, où la membrane muqueuse irritée et congestionnée ne sécrète pas, ou ne donne que quelques crachats rares et perlés; dans laquelle aussi, le spasme bronchique l'emporte sur l'asthénie; où le malade est encore loin de cet état semi-paralytique qui constitue l'emphysème consommé; quand, dans l'accès surtout, la poitrine immobile offre véritablement l'image d'un tétanos pulmonaire, la médication par l'eau d'Eaux-Bonnes est positivement contre-indiquée.

Ces deux propositions sont si vraies, que j'ai vu des asthmatiques de cette dernière forme, et chez lesquels l'eau d'Eaux-Bonnes avait été nuisible, prendre cette eau avec faveur quelques années plus tard, alors que la forme sèche et nerveuse avait été graduellement remplacée par la forme catarrhale et asthénique, ou paralytique, qui est la forme la plus commune, soit d'emblée, soit lorsque la forme sèche et convulsive finit par s'user après un plus ou moins grand nombre d'années.

Il y a des individus affectés de catarrhe abondant, habituellement dyspnéiques, sans accès, plutôt poussifs qu'asthmatiques, et chez lesquels l'état paralytique des fines bronches et du poumon l'emporte sur l'état convulsif. C'est à ces emphysémateux par excellence, où l'élément catarrhal est aussi très-prononcé, que la médication d'Eaux-Bonnes convient le mieux.

Indépendamment de l'heureuse modification qu'en éprouve la membrane muqueuse des voies respiratoires tonifiée, capable par cette médication de réagir plus énergiquement contre les influences atmosphériques, telles que le froid humide si favorable à la production des catarrhes bronchiques, l'eau de Bonnes en excitant d'abord, en tonifiant ensuite la force des ressorts pulmonaires ou de la contractilité et de la tonicité organiques de ces espaces, imprime à leurs parois l'énergie qui leur manque et leur prête le même secours qu'à la membrane muqueuse.

Le traitement de cette forme passive est le triomphe des Eaux-Bonnes dans l'asthme, qui constitue dans ce cas le plus grave, le plus compliqué et le plus opiniâtre des catarrhes bronchiques.

§ XII. — ANALYSE CLINIQUE DES AGENTS COMPLEXES DES MOUVEMENTS BRONCHIQUES AU POINT DE VUE DES INDICATIONS ET DES CONTRE-INDICATIONS DE LA CURE DE L'ASTHME PAR LES EAUX-BONNES.

Ici, se présente en pratique une difficulté qu'on retrouve en pathologie, celle de savoir dans quels rapports concourent aux actes respiratoires la membrane musculeuse des bronches, muscles de Reissessen d'un côté, et le tissu élastique de ces canaux de l'autre. C'est le même problème que pour les artères.

Les mouvements bronchiques, quels que soient leurs agents, sont beaucoup plus excités, ai-je dit, par leur irritation morbide spontanée que par quelque cause mécanique ou chimique que puisse inventer la pathologie expérimentale, même les courants électriques.

L'analyse des phénomènes ou des symptômes comparés des diverses variétés d'asthme, semble prouver que les expansions nerveuses du pneumo-gastrique et les fibres musculaires lisses, sont beaucoup plus affectées dans l'asthme sec ou nerveux que dans l'asthme humide ou catarrhal, et même que dans cette dernière variété, lorsque l'élément anévrysmal ou l'emphysème vésiculaire y domine, le caractérise spécialement et lui donne l'aspect de la dyspnée du cheval emphysémateux qu'on appelle *poussif*. Dans ces derniers cas, le tissu élastique est atonique, relâché, météorisé, la fibre de Reisessen débilitée elle-même. Or, comme en même temps l'élément catarrhal est généralement très-prononcé, la médication d'Eaux-Bonnes réunit toutes les raisons qui peuvent en indiquer l'usage. On comprend facilement alors à quel point elles sont peu indiquées dans les conditions opposées.

Mais il y a entre ces deux catégories extrêmes, une infinité de degrés et de nuances qui éloignent ou rapprochent l'asthme des conditions qu'il doit réunir pour être efficacement modifié par les Eaux de Bonnes. Le praticien saura apprécier ces conditions d'après la somme plus ou moins grande des éléments indicateurs ou contre-indicateurs dont j'ai donné les deux types extrêmes. J'ai dit, d'ailleurs, que ces proportions changeaient, non-seulement d'un asthmatique à un autre, mais chez le même asthmatique, à diverses périodes ou dans diverses circonstances de sa maladie. Je pense donc que ces considérations générales suffiront au médecin qui m'aura compris, pour le guider dans l'application qu'il doit faire des eaux d'Eaux-Bonnes au traitement de l'asthme. Cependant, il est nécessaire d'entrer dans quelques détails de pratique.

§ XIII. — DES ALTITUDES DANS L'ASTHME. — DU CONCOURS QU'ELLES PEUVENT PRÊTER AU TRAITEMENT DE LA MALADIE.

Il y a dans l'asthme un élément nerveux de sensibilité ou d'*impressionnabilité* très-relatives et très-personnelles, qui indiquent à quel point le sens respiratoire est affecté et perverti dans cette maladie. On en a la preuve dans la contradiction qui existe entre l'action de certains modificateurs atmosphériques qu'on a voulu employer contre l'asthme. Ainsi, on lui a opposé tour à tour l'influence des montagnes et des plaines, de l'augmentation et de la diminution de la pression atmosphérique. On a construit des cloches pneumatiques pour imiter l'une et l'autre. L'expérience démontre, et l'expérimentation confirme, que la diminution de pression réussit plus souvent que l'augmentation. Aussi, n'y a-t-il plus d'asthmatiques à une certaine altitude (2,000 mètres et plus au-dessus du niveau de la mer).

Ce que j'ai observé dans l'asthme aux Eaux-Bonnes est à peu près d'accord avec les données de l'expérimentation et de la géographie médicale. Sur vingt malades qui se rendent à Eaux-Bonnes pour des asthmes, il y en a quinze environ qui se trouvent mieux qu'à une altitude inférieure, indépendamment de l'action des eaux, et quatre ou cinq qui y respirent moins bien. Je suppose que ces derniers reçoivent de certaines qualités hygrométriques, ozonométriques ou autres encore inconnues de l'atmosphère, des impressions qui détruisent chez eux le bon effet de la diminution de pression. Les Eaux-Bonnes sont à 750 mètres au-dessus du niveau de la mer.

§ XIV. — PRÉCAUTIONS ET CONDITIONS D'UNE BONNE CURE.

La cure de l'asthme par nos Eaux est généralement favorisée par l'usage préalable d'un vomitif. Je l'administre toutes les fois que je le peux.

Avant de commencer la cure, il faut se souvenir de deux choses : d'abord, de l'hyperesthésie singulière de la membrane muqueuse des voies respiratoires chez l'asthmatique ; ensuite, de l'action très-vive de l'eau d'Eaux-Bonnes sur cette même membrane chez certains malades. Il faut donc, au début, prescrire cette eau minérale à des doses aussi faibles que s'il s'agissait d'un phthisique irritable et fébricitant. Il m'a fallu plusieurs années pour être amené à cette méthode importante, et descendre aux doses ou *minimum* nécessaire pour bien commencer et bien finir.

Une cuillerée d'eau minérale matin et soir doit suffire pendant les deux ou trois premiers jours. Dès qu'on arrivera à 2 cuillerées, à 6 cuillerées en deux ou trois fois, il sera utile de prescrire au malade un pédiluve thermal à 50 ou 60° centigr. Ce bain de pieds ne dépassera pas les malléoles, car il est certain que, si un bain de pieds décongestionne la poitrine et la tête, un bain de jambes produit l'effet contraire. La juste mesure, la mesure curative de l'excitation produite par l'eau de Bonnes sur tous les éléments fonctionnels des bronches, voilà ce qu'il faut chercher et trouver à tâtons.

Avec cette étude et ces précautions, on ne risque pas de heurter certains asthmes qui, une fois indisposés par un agent dont la première impression a été trop irritante, conservent cette irritabilité envers ce même modificateur et la perdent difficilement. Rien, je l'ai dit, n'est capricieux comme les bronches d'un asthmatique. Je sais mieux que personne que, malgré le soin que je prends de distinguer, de choisir et d'exclure, un trop grand nombre de cas échapperont à mes catégories, comme les goutteux et les herpétiques, quand ils sont en même temps et indivisiblement des sujets nerveux et très-personnels, échappent aux traitements qui ont un succès moyen assez positif.

Il ne faut pas perdre de vue que, quoi qu'en disent les médecins qui subordonnent l'observation clinique à l'expérimentation physiologique, tout asthme commence par la membrane muqueuse des bronches. Tel doit être aussi le premier objet de la médication d'Eaux-Bonnes. Si cet élément catarrhal est prédominant, on pourra moins restreindre les doses du médicament, les donner au début avec moins de crainte et les graduer plus hardiment. Heureusement que, lorsque le catarrhe est très-prononcé et que les sécrétions sont opaques, l'élément spasme ou l'irritation spasmodique des muscles de Reissessen est moins intense que lorsque le catarrhe est sec et perlé, ou que son produit est filant et transparent comme le blanc d'œuf. Dans ces derniers cas, l'eau de Bonnes doit être administrée plus sobrement que dans le premier cas, caractérisé, comme je viens de le dire, par moins de spasme et des sécrétions muco-purulentes mobiles.

Si l'eau d'Eaux-Bonnes excite trop vivement la membrane musculeuse des bronches, il convient de modérer cette action par l'usage des préparations de belladone ou de bromure de potassium, qui ont la propriété de relâcher cette tunique contractile. Son excitation par la médication thermale est alors réduite à sa juste mesure, et le traitement peut être continué avec moins de contrariétés par des doses méthodiquement croissantes d'eau minérale. — Quant à l'action de cette eau sur l'emphysème proprement dit dépendant du relâchement et de l'atonie des tissus élastiques du poumon, ce n'est que plus tard que l'eau de Bonnes agit sur cet élément.

Il est trop évident que cet effet ne peut se produire que lentement; et l'observation prouve que c'est à la longue et quelquefois après plusieurs cures, que cet effet tonique et corroborant est obtenu.

J'ai enseigné souvent, et surtout dans mes *Études générales et pratiques sur la phthisie*, que l'action stimulante qu'exerce l'eau d'Eaux-Bonnes sur la contractilité et la tonicité des bronches et des vésicules pulmonaires, est une des causes de l'efficacité de cette eau contre la tuberculose et la phthisie. Cette théorie est en rapport avec une autre observation incontestable, je veux dire avec l'antagonisme qui existe entre l'asthme et la phthisie.

En excitant par l'eau de Bonnes la contractilité et la tonicité des bronches, on détermine une espèce d'asthme artificiel qui réfrène plus ou moins efficacement le développement et le ramollissement des tubercules pulmonaires, comme le fait l'asthme naturel. Il est nécessaire d'ajouter, que cette propriété qu'a l'eau de Bonnes d'exciter la contractilité et la tonicité des organes respiratoires, est malheureusement loin de se manifester chez tous les phthisiques.

Il est donc probable que ceux chez lesquels elle se produit, sont des sujets qui, en vertu d'une certaine irritabilité plus ou moins arthritique ou herpétique de la fibre musculaire et du tissu jaune élastique des bronches qui ne s'élève pas jusqu'à l'asthme, ressentent plus vivement que d'autres l'action de l'eau d'Eaux-Bonnes, et peuvent opposer ainsi aux progrès de la tuberculose une sorte d'asthme provoqué, qui n'était qu'en puissance chez eux et que la médication thermale y a développé avec avantage. — On peut dire, en effet, que les phthisiques qui sont incapables de réagir contre la tuberculose par l'énergie de quelque élément morbide antagoniste ou antipathique à cette maladie, et que l'eau d'Eaux-Bonnes excite, réveille, exagère, sont bien exposés à voir la phthisie marcher sans obstacle à sa terminaison funeste, à moins cependant, qu'elle ne soit une de ces variétés épithéliales accidentelles, une de ces pneumonies muco-tuberculeuses égarées chez des sujets non prédestinés et qui, après avoir donné lieu à une fonte et à une excavation rapides, se limitent spontanément et s'arrêtent court.

Mais comment, dira-t-on, une médication capable d'exciter quelque chose qui ressemble plus ou moins à l'asthme, ou qui tout au moins en reproduit quelques traits, peut-elle modifier avantageusement l'asthme proprement dit? La réponse à cette question est contenue dans ce que j'ai déjà dit plusieurs fois sur l'asthme aux Eaux-Bonnes, sur les variétés de cette maladie auxquelles nos eaux conviennent, et sur celles où elles sont contre-indiquées.

Elles conviennent, en effet, aux asthmes caractérisés par la prédominance du catarrhe et de l'emphysème ou anévrisme pulmonaire, et ne conviennent pas aux asthmes secs et nerveux, c'est-à-dire avec prédominance du spasme ou de la contractilité morbide des bronches. Or, c'est ce dernier élément dont l'excitation et l'exagération par l'eau d'Eaux-Bonnes, fait à la tuberculose pulmonaire un antagonisme utile.

§ XVI. — DURÉE DE LA CURE. — INDICATIONS ET CONTRE-INDICATIONS DES BAINS.
— MÉDICAMENTS AUXILIAIRES.

La cure de la variété d'asthme que j'ai spécifiée par l'eau d'Eaux-
Bonnes doit être non-seulement bien graduée, mais longue, bien
plus longue que celle des catarrhes bronchiques simples, à cause de
la nécessité d'agir, non-seulement sur la membrane muqueuse des
bronches, mais sur leur membrane élastique, qui est modifiée plus
tardivement et plus difficilement. Ces sortes de tissus sont, en effet,
bien moins accessibles aux modifications thérapeutiques que les
membranes de rapport, surtout quand on songe que celle des bronches est la surface par laquelle le soufre est éliminé de l'économie.
Il ne faudrait pas moins d'un mois, un mois et demi, pour imprégner
les poumons assez intimement du principe qui doit tonifier la membrane élastique, siége de l'emphysème.

Toutes les fois que cela sera possible, les bains d'Eaux-Bonnes
devront concourir à la médication. Ces bains sont très-énergiques ;
ils excitent toniquement tout le système. Ils sont un complément
puissant de la cure dans les catarrhes bronchiques simples et
dans les catarrhes bronchiques compliqués d'emphysème qui constituent l'asthme humide, lorsqu'une dyspnée trop grande ne
vient pas les contre-indiquer. On sent d'autant plus l'avantage
d'employer cet ordre de moyens, que la peau des asthmatiques
est d'une *impressionnabilité* excessive, surtout dans la variété humide ou catarrhale, et qu'il importe beaucoup de tonifier cette grande
surface et de lui imprimer une résistance saine contre les vicissitudes
de l'atmosphère, qui jouent un si grand rôle dans l'étiologie de la variété d'asthme dont je parle en ce moment.

Lorsqu'on a lieu de craindre que l'immersion de toute la poitrine
dans l'eau du bain ne détermine une trop grande dyspnée, on peut
n'y entrer que jusqu'à l'épigastre, et recouvrir soigneusement la poitrine d'un vêtement de laine bien chaud.

L'asthme humide dont je m'occupe, est celui qui s'accompagne de
la toux la plus opiniâtre, quelquefois vaine, plus souvent nécessaire
à une abondante expectoration. La fumée des cigarettes de belladone,
de stramoine, du papier Gicquel, apaise quelquefois cette toux, mais
bien souvent aussi, elle ne cède qu'à l'opium. Il ne faut pas hésiter à
employer cet auxiliaire du traitement thermal, d'autant plus que l'eau
d'Eaux-Bonnes contribue de son côté à exciter la toux dont il s'agit.
Cela est bien une preuve que l'eau minérale agit sur les bronches.
Pourtant, c'est moins la toux qu'on cherche à exciter qu'un autre

mode de nutrition et de sécrétion bronchiques. L'action réflexe qui détermine la toux pourrait, en effet, ne pas avoir lieu sans que la stimulation latente et toute inconsciente produite par le médicament thermal cessât de se produire et d'avoir plus tard son efficacité thérapeutique. La toux thermale, c'est-à-dire la contraction brusque et convulsive des muscles expirateurs internes et externes, n'est pas curativement nécessaire. Elle ne fait que fatiguer le malade et exagérer l'emphysème. Seulement, quand elle a lieu, on est sûr que le médicament a son action stimulante spéciale sur la membrane muqueuse. Ce que je viens de dire de l'opium, on peut l'appliquer au bromure de potassium. On est trop porté à croire qu'une action pathogénétique substitutive doit absolument se traduire par des phénomènes sensibles ou extérieurs. C'est une erreur. Ces actions peuvent se passer silencieusement dans les profondeurs de l'organisation, et n'en avoir pas moins une action thérapeutique puissante. On voit, en effet, certaines médications avoir sur l'asthme une influence utile sans produire aucun effet pathogénétique appréciable, par exemple l'arsenic. Il serait intéressant de comparer la valeur thérapeutique de ce médicament dans l'asthme avec les eaux d'Eaux-Bonnes. Je le crois plus indiqué que notre médication dans l'asthme sec et nerveux, mais moins particulièrement approprié au traitement des variétés d'asthme que j'ai revendiquées pour nous et les eaux sulfurées analogues. L'arsenic manifeste ici les propriétés dont il jouit contre les dartres, puis contre les névralgies et les névroses qui dérivent de la diathèse herpétique ; mais il n'a pas, comme le soufre, une action spéciale sur le poumon.

C'est le cas d'ajouter, en passant, que les gastralgies, les dyspepsies, les entéralgies, qui, comme je l'ai dit, compliquent trop souvent l'asthme à cause de leur origine diathésique fréquemment la même, sont des contre-indications — les gastralgies surtout — à l'emploi de nos eaux, généralement hostiles aux affections nerveuses et douloureuses des voies digestives.

§ XVII. — ENCORE SUR L'IMPORTANCE DE MODIFIER IMMÉDIATEMENT L'ÉLÉMENT CATARRHAL DE L'ASTHME POUR ATTEINDRE SES AUTRES SYMPTOMES, QUOIQUE LA MÉDICATION D'EAUX-BONNES AGISSE DIRECTEMENT AUSSI SUR LES AUTRES ÉLÉMENTS ANATOMIQUES DU POUMON.

On a gagné beaucoup dans le traitement de l'asthme humide, quand on a diminué la phlegmasie catarrhale des bronches, qui est la dominante de cette variété de la maladie. Je l'ai déjà dit bien des fois, mais je ne saurais le trop répéter, cette irritation est le phénomène initial de l'asthme. Il tient plus ou moins les autres éléments sous sa dépendance. Voilà pourquoi, quand le catarrhe est le fait principal, notre eau a dans l'asthme des effets si ordinairement bons. La nécessité d'expectorer diminuant, la toux diminue, et, avec la toux, ces expirations forcées et extrêmes qui épuisent la contractilité bronchique et affaiblissent la tonicité du tissu élastique. En calmant la toux, en la rendant moins fréquente, moins convulsivement expiratrice, on enlève des forces aux actions morbides dont l'emphysème est un effet.

Je sais bien que, lorsqu'on n'est pas disposé à l'emphysème, c'est-à-dire lorsque les agents des mouvements bronchiques ne sont pas affectés ou directement irrités eux-mêmes, la toux la plus opiniâtre, les efforts expirateurs les plus violents, parviennent difficilement à produire l'emphysème; mais il n'en est pas moins vrai que si, dans une synergie morbide, plusieurs éléments ou plusieurs forces concourent dans un certain ordre ou une subordination donnés, apaiser l'irritation de la force initiale, le catarrhe bronchique par exemple, c'est mettre les autres éléments, le spasme et la tonicité morbides des bronches, dans de bonnes conditions d'amendement.

Cela serait sans doute insuffisant, si notre médication thermale bornait ses effets à la membrane muqueuse ; mais comme il est d'observation incontestable, que son action directe s'étend très-appréciablement aux fibres de Reisessen lorsqu'elles sont demi-paralysées dans les vieux asthmes et les asthmes humides, ainsi qu'au tissu jaune élastique lorsqu'il est affaibli et cède en produisant l'anévrisme du poumon ou l'emphysème vésiculaire, la médication d'Eaux-Bonnes est appelée à agir favorablement sur ces sortes d'asthmes, et comme on le voit, par plusieurs de ses propriétés les mieux démontrées.

Son action stimulante sur les fibres musculaires qui existent surtout dans les fines bronches et s'étendent jusqu'aux lobules pulmonaires, cette action m'est souvent prouvée dans ma pratique thermale d'Eaux-Bonnes d'une manière très-évidente.

Nous recevons beaucoup d'Espagnols, qui, comme on le sait, ne fument pas la cigarette sans en aspirer la fumée, et qui la retiennent assez longtemps dans les poumons avant de la rejeter. Cette habitude finit par *asthénier* ou paralyser tellement les bronches capillaires et les alvéoles du poumon, que ces organes sont muets. L'inspiration la mieux opérée et la plus profonde ne donne presque aucun murmure respiratoire. Le bruit d'expansion vésiculaire ne se produit pas. J'ajoute que ces sujets n'ont le plus souvent ni asthme, ni emphysème. C'est la solanée tabac, dont le contact direct par sa fumée produit cette atonie des bronches comme la dilatation des sphincters en général, etc. Eh bien, après une ou deux semaines de l'eau de Bonnes pour des angines herpétiques ou des catarrhes bronchiques simples, les poumons de ces individus commencent à se faire entendre ; le bruit respiratoire normal reparaît, et, après 3 ou 4 semaines, a repris quelquefois toute sa plénitude, surtout si les malades ont bien voulu suspendre l'usage de la cigarette aspirée. —Voilà un fait de physiologie et de pathologie expérimentales assez net. Cependant, je ne voudrais pas fonder sur lui seul la reputation des Eaux-Bonnes dans les variétés d'asthme que j'ai signalées. C'est sur une clinique thermale de 14 années que je m'appuie pour prouver cette efficacité.

Ceux qui connaissent l'opiniâtreté presque aphoristique de l'asthme, trouveront, qu'alors même qu'une médication donnée ne produirait qu'un amendement sensible dans les symptômes et les progrès d'une telle maladie, elle serait déjà bien recommandable. Or, sous ce rapport et dans ces termes, la réputation des Eaux-Bonnes n'est plus à faire. Je n'ai donc eu, dans ce mémoire, ou dans ce *rapport officiel*, d'autre objet que de mieux préciser qu'on ne l'avait fait jusqu'ici, les conditions et les motifs d'admission et d'exclusion de l'asthme devant la médication thermale d'Eaux-Bonnes.

Clichy — Impr. Paul Dupont, rue du Bac-d'Asnières 12 (306, 3-4.)